U0296457

给孩子讲述
大脑

〔法〕让-迪迪埃·樊尚 著

骛龙 译

Le cerveau
expliqué
à mon petit-fis

Jean-Didier Vincent

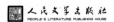

人民文学出版社
PEOPLE'S LITERATURE PUBLISHING HOUSE

著作权合同登记号　图字 01-2021-4501

Jean-Didier Vincent
Le cerveau expliqué à mon petit-fis
ⓒÉditions du Seuil，2016

图书在版编目(CIP)数据

给孩子讲述大脑/(法)让-迪迪埃·樊尚著;鹜龙
译. —北京:人民文学出版社,2022
ISBN 978-7-02-016814-9

Ⅰ.①给… Ⅱ.①让… ②鹜… Ⅲ.①大脑-儿童读
物 Ⅳ.①R338.2-49

中国版本图书馆 CIP 数据核字(2022)第 023785 号

责任编辑　　卜艳冰　　郁梦非
装帧设计　　李苗苗　　李　佳

出版发行　**人民文学出版社**
社　　址　北京市朝内大街 166 号
邮　　编　100705

印　　刷　凸版艺彩(东莞)印刷有限公司
经　　销　全国新华书店等

字　　数　**50 千字**
开　　本　**850 毫米×1168 毫米　1/32**
印　　张　**4.125**
版　　次　**2022 年 3 月北京第 1 版**
印　　次　**2022 年 3 月第 1 次印刷**

书　　号　**978-7-02-016814-9**
定　　价　**35.00 元**

如有印装质量问题,请与本社图书销售中心调换。电话:010－65233595

目　录

引 子

　　我的孙子名叫康斯坦，康斯坦是一位王子的名字。在我心里，他总能让我想起圣埃克絮佩里笔下的小王子。他今年16岁，正准备明年的高中毕业会考。这种由成年人发明的考试是为了让成年人确认，孩子们已经变得足够愚蠢，可以被叫做大人了。康斯坦的心里仍然留有一份美妙的天真，他能够看到表象的后面，他会提出一些大人常常答不上来的问题。他活泼又清新，宛如未被江水污浊的溪流，他胸中天地广阔，心里充满爱。他喊我老爹，是因为我不想被叫做爷爷（papy）——这是从英语借来的时髦词。倒是老爹这个词有故乡的味道，让我想起了祖父们给我留下的记忆。大脑是理科毕业班学习的内容，老爹一辈子都在研究大脑的功能。从这个因果公式推导出来的结果，就是我们两人决定在假期专门讨论这个令人称奇又十分神秘的人体器官。下文是我从模糊的记忆中截取的片段。字里行间少了我俩交流时活泼和激动的语调。一段用模糊的内容和似是而非的记忆重新拼凑的对话定是如此；不过，在忠实地还原对话之外，更重要的是存于祖父与渴望知识的孙子之间的一份温情。

　　大脑也许是宇宙中最复杂的物体。这就是为什么直到很晚才出现对大脑的科学研究。但在很早，从史前时期开始，人类就已经知道颅骨里装的东西对生命有至关重要的意义。大脑停止运转意味着一个人的死亡。很久以来，我们知道取下人头或者用刀捅进心脏就能杀死一个人。之后的很长一段时间，人们一直在争论灵魂在什么地方：是在大脑里，还是在心脏里。我们今天知道，灵魂与具有生命的大脑的活动是一回事。在讨论到心理活动（"心理"一词来源于希腊语psyché，意为"灵魂"）的时候，我还会保留"灵魂"的说法，哪怕这个词经常带有哲学或神学的意味。关于灵魂的争论仍未解开灵魂的奥秘：它与身体的关系；用来描述其机制与紊乱的语言；在他人（他者）关系视角下的一切。

1. 宇宙中最复杂的物体

你的公文包里装着一个一比一的塑料大脑模型：它很好地模仿了大脑，打开还能看到内部结构。不过我说不上来它像什么。

你说的这些跟最初敢给尸体开颅的医生们说的一样。他们对大脑的描述与大脑的实际情况没有一点关系，他们的视线似乎因为物体太过重要而变得模糊。

像一块"圣地"那么重要？

这个问题，等我们聊到先贤们探索大脑的历史时再说。首先你要知道，在这块重量在 1400 到 1500 克之间的人肉里面，有 1000 亿个可以传导冲动的细胞，也就是**神经元**，这个数字比银河系里的恒星还要多，还有同等数量的不能传导冲动的细胞，也就是**胶质细胞**，它们形成的胶质包裹着神经元，确保它们之间的连接。大多数神经元集中在大脑的皮质（或皮层），它像一层厚厚的皮肤，也叫**脑灰质**。脑灰质包裹着脑白质，脑白质中有神经回路和髓鞘。

老爹，我插句话，你说大脑像银河，可它看起来更像是个皱起来的南瓜。

可能是皱巴巴的，但是这些皱褶不是随随便便的。这些褶皱解决了我们祖先进化过程中的一个问题——在狭窄的颅腔内，如何装下展开将近两平方米的皮质呢？进化找到的解决方法是折叠、再折叠，从而形成脑回、脑叶之间的沟壑。你稍后将观察到，大脑的左、右两个半球之间有一条深深的中央沟，一条白色带状的胼胝体把两个半球连在了一起。

最好的办法是你给我画一个大脑。素描老师说，素描就是学会观察。

你说得对，请看图 1 和图 1′。然而观察是不够的，外形不能说明功能，确切地说，看外形不足以认识这个神秘盒子所具备的诸多功能，光是打开大脑还不足以让真相自己跑出来。科学战胜信仰和迷信可是花了两千多年的时间。所以，我要先告诉你大脑的发现史，因为过去往往能启发当下。

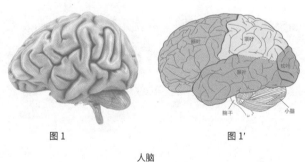

图 1   图 1′

人脑

2. 过去对大脑的表述

让我惊讶的是，我们花了很长时间才弄清大脑的结构和构造。好像我们的祖先就吃人肉，他们吃敌人的大脑，或是为了继承亲戚的美德而吃掉亲戚的大脑。他们看都不看自己吃的是什么！

围绕大脑有许多迷信的看法，我们的祖先跟观测宇宙的人一样缺乏现代光学仪器的帮助。然而，令人惊讶的是，古代的科学家和他们在中世纪的继承者把大脑描述成了几个空腔，也就是**脑室**，他们认为脑室松弛，没有内壁，并且占据大脑的中心，里面充盈着体液，而体液是动物灵魂的载体。

也就是说，承载思想与行动的动物灵魂是跟水沾边的了。

你可别笑话这种看法。形而上的思想主导着当时的科学研究。中世纪的生理学医生既缺乏想象力，又缺乏系统的观点。当时最流行的模型认为：第一脑室和第二脑室存在一种液态流动，换言之，就是在常识和判断之间存在负责记忆的第三脑室。

我等不及想听听实际情况是什么样子了。

你放心，最终，笛卡儿出现了。正是由于笛卡儿，才出现了一门研究精神的实验科学，矛盾之处在于，这门实验科学最终抛弃了精神。

法国人难道没有夸大笛卡儿和笛卡儿主义吗？

笛卡儿尝试弄清楚灵魂和身体的联系。他的思想开创了所谓的科学二元论。科学二元论从根本上区分了作为思维物的灵魂和作为广延物的物质。但这不意味着笛卡儿沉湎于精神之中。实际上，没有比笛卡儿更唯物主义的人了，他的传记表明他十分关心肉体的激情，更关注他的肉体（身体）而不是上帝的意志。通过开创科学二元论，笛卡儿强调了良心的至高地位，良心让人能够思考，进而存在，不用关心灵魂，灵魂是哲学家和神学家操心的事情。

然后呢，灵魂怎么样啦？

笛卡儿把人类的灵魂看成爬行动物的第三只眼睛，即松果腺。灵魂通过松果腺进入大脑。松果腺位于大脑顶部，所以也被称为脑上腺，它的结构十分独特，这也是笛卡儿选它的一个原因，因为每个脑半球都可能有各自的灵魂。

那在笛卡儿的系统中，灵魂是用来干嘛的呢？

实际上，笛卡儿在他的理论中并没有特别偏离经院物理学。他在《论人》中描述了一种后来被称为"反射"的原始机制。感觉知觉（视觉、听觉、味觉、嗅觉、触觉）是由动物的精神通过松果腺对灵魂产生的影响，松果腺能够传递精神与灵魂的信息，要归功于它处在大脑中线的绝佳位置。总的来说，笛卡儿发明了一台机器，但问题是，这台机器与解剖学没有任何关系。20世纪末出现的神奇机器，即计算机，也是同样的情况，这些机器在研究者那里变成了精神的运转模型。

如果我跟上你的思路的话，笛卡儿并没有把身体和心灵截然分开。笛卡儿认为身体服务于神圣意志，因此他的哲学是为宗教服务的，我中学里的耶稣会神父们一直跟我唠叨神圣意志。然而，实验技术和物理仪器的发展让我们能更好地了解大脑-机器的机理，是这样吗？

太棒了，你刚才做的精彩分析能让我们提出这样的观点：大脑不是一个认识世界的纯精神体，也不是一台通过功能超级强大的软件奇迹般地控制着我们身体机器的计算机。相反，大脑是我们认识世界的中心，也是与我们的行动紧密相关的情感的所在地。我个人认为，灵魂与大脑的活动是一回事。我要坚决捍卫这个观点，直到找到证伪的论据，也就是说，直到我们能够证明，存在没有大脑的灵魂和没有灵魂的大脑。

我已经准备好跟着你的思路了，也做好了接受大脑是一种智能机器的准备，这种机器具备感受力、感情和激情，这些能力同时也是自发、自动的行为的根源，除此之外，它还具备自我意识和记忆。这些是我从你借给我的那本书上读到的。

但你忘记了那些让人类成为动物界榜样的各种机

能。我们这个物种，也就是智人，比离我们较近的祖先直立人，多出了 400 至 500 克脑部物质。在进化的过程中，多出来的这部分脑部物质使我们的理解力、获取知识的能力和动手能力得到了前所未有的提高。

好的，不过大脑是如何运转的？是什么样的能量让它具备了如此的性能？

3. 大脑靠电运转

　　我们有必要和加里乌斯还有他的"动物精神"说再见了，他们在几百年的时间里一直占据着近乎绝对的主导地位。意大利教授路易吉·加尔瓦尼证明了动物电的存在，他的发现给加里乌斯致命一击，这种动物电取代了在古代医学中一直占据模糊的、遗弃的地位的神秘体液。正如科学史上经常发生的那样，错误的经历打开了通向真理的大门。这是历史上首次，科学在没有教会干预的情况下依然让人们的意见产生了分歧。加尔瓦尼和他的同代人伏特之间争论的对象，正是让活着的生命体具备生命力的神秘体液的本质。他们争论的是一个可以用科学解释的、并不神圣的物理现象，它经常出现在天空中，那就是"电"。在这番争论中，对峙的两人拥有截然相反的性格。亚历山德罗·伏特（1745—1827）是当时帕尔马大学的一位杰出的青年教授，也是雄心勃勃的学者，受到拿破仑皇帝的嘉奖，成了伯爵和参议员。性格的弱点丝毫没有影响他的荣耀，他是电流的发现者，还拥有以他的名字命名的电池（伏特电池）。争论的另一边，路易吉·加尔瓦尼，是当时博洛尼亚大学的解剖学讲席教授，他的风度和诚实与伏特的傲慢形成了强烈的对比。他宣誓拥护"科西嘉解放"运动，所以辞去了教职，这为他在科学上的光荣地位增添了一份爱国和自由英雄的色彩。接下来发生的事情，我就不能只挑重点讲给你听了。总而言之，有一条通过神经连接到脊髓的青蛙腿，青蛙腿通过一只铜钩挂在铁杆上。然后，人们观察到蛙腿会自主收缩。加尔瓦尼将这个现象归结为：产生了电流。伏特反驳了加尔瓦尼的推论：他认为加尔瓦尼观察到的电不是由动物产生的，而是因为两种不同的金属（铜和铁）相互接触形成电池而产生的。伏特说得对，然而加尔瓦尼的想法也是正确的。两人之间的争论十分激烈，时间最终站在了加尔瓦尼一边：动物电确实存在。

这番争论太精彩了，说得我都想去研究科学了！

到 19 世纪中叶，由于出现了能够测量微电流的仪器（电流计），意大利的卡洛·马泰乌奇和普鲁士的爱弥尔·杜·布瓦-雷蒙——可见当时的科学已经是欧洲的科学——发现了损伤肌肉的内部与表面之间有电流（损伤电流）通过。这个神经现象沿着神经传播，电脉冲仅仅持续了几毫秒，受到刺激的地方形成的脉冲沿着神经纤维传播，但电位幅度没有发生任何变化。赫尔曼·冯·亥姆霍兹测量了这种**动作电位**的传导速度，大约每秒几米（与每秒 30 万千米的光相比，真是小巫见大巫了）。

接着出现了一个问题：假如所有的神经都携带相同的信号，为何连接眼睛和大脑的视觉神经携带的是视觉信息，而听觉神经传递的是声音呢？德国生理学家约翰内斯·穆勒认为，大脑可以根据信息的来源来阐释它收到的信息；所谓的"神经特殊能量"会在传递过程中翻译某种编码，让大脑的特定区域发现，从而处理每种类型的感觉。大脑区位化论的伟大历程就此拉开了帷幕。

你跟我说的这些都是关于神经的，却没有说大脑里面都发生了什么。

首先，我们应该区分**中枢神经系统**和**周围神经系统**。周围神经系统通过神经控制身体的肌肉和器官。它向大脑传达来自感觉接受器的信息：眼睛负责视觉；耳朵负责声音；鼻子负责嗅觉；皮肤负责触觉；嘴巴负责味觉。此外还要加上平衡感、对负责肌肉收缩和摆姿势的肌肉其位置的感觉。

像一个自动人。

是的，但它没有生命，生命来自中枢神经系统，准确来说是大脑，也就是脑干支撑的两个大脑半球。脑干中有各种传导束、细胞核或细胞体，颅神经从脑干发出，通过神经支配着面部和颈部。脑干还包含由内散细胞组成的**网状结构**的各种中枢，控制着呼吸和血液循环；网状结构参与睡眠过程中大脑功能运转的过程。此外，脑干是各种传导束交会和相遇的地方，这些传导束向大脑传递感觉信息或向肌肉传达动作指令。抱歉引用这些专业的解剖词汇，但如果你不知道这些主要在19世纪发现的区位以及是谁发现了这些区位——就像发现一些国家和大陆一样，你也许不能理解大脑是如何运转的。与脑干相连的是一种微型的大脑，叫小脑，它同时控制着大脑的运转。我在后面不会再提到小脑，因为它对我们了解大脑并不十分重要。再加上脊髓，我们所称的脑就完整了，脊髓穿过椎管，从颈部一直到达骶骨，在每一节椎骨都传出感觉和运动神经的通路。

你说了这些，还没告诉我大脑是如何运转的。说到这里，它更像一个肚子的内部，一点儿都不像一个带电的机器！

你说得对。在 1929 年之前，人们一直否认大脑中存在电流。汉斯·博格医生用电极连接头皮，记录下了大脑自发产生的生物电活动。他把得到的记录称作脑电波（EEG）。不同的脑电波有不同的频率和幅度。我们按照频率或节律区分出四种脑电波：

—— α 波（频率为 9—12 Hz，幅度为 50—100 μV）：人在清醒、闭眼、感觉和智力活动停止时，枕叶的 α 波最明显。当人睁开眼睛或把注意力集中在意识活动时，这种 α 波节律就会消失（停止反应），并被一种更快的节律取代，也就是 β 波。

—— β 波（频率在 14 Hz 以上，幅度为 10—50 μV），来自顶叶和额叶区域。

—— θ 波（频率在 4—7 Hz，幅度为 150—200 μV），

来自颞叶和顶叶区域，在少年和情绪激动的成年人中较为显著。它经常伴随着脑部的病理现象。

——δ 波（频率低于 1 Hz，幅度为 1—200 μV），它在婴儿和成人的深度睡眠中较为常见，如果在成人清醒时观察到它，意味着严重的脑部损伤。

脑电波可以用于大脑生物电活动异常时的病理诊断，还能专门用于定位脑部肿瘤以及各种癫痫和发生癫痫的区域。

上百万的神经元如何能够产生固定频率的节律而不发生混乱呢？

有时候，这种混乱会以癫痫发作的形式出现。癫痫好比电路短路，能够让人失去意识。但通常情况下，神经细胞和神经胶质细胞是以网络的形式组织起来的，后者发挥了绝缘的作用。神经网络之间相互联系，并维持着各类神经通路，通过这些通路，它们可以抑制或激发其他的网络。

神经网络之间是如何相互交流的呢？

神经元之间通过一种叫做**突触**的专门的连接中介来完成互动，突触是组织神经回路的基本单位。我只和你说说化学突触。大部分化学突触存在于大脑中。一个突触有两个面，这两个面确定了突触的方向：突触前膜释放出存储在囊泡中的神经递质，神经递质扩散到狭窄的**突触间隙**，与突触后膜的特定**受体**结合。从操作的层面来看，突触将突触前膜的电信号转换成释放到突触间隙中的化学信号，化学信号随后又转化为突触后膜的电信号。突触的一个明显特征是体积非常小，接触面积约为 0.5 至 2 平方微米。作为补偿，突触的数量极度丰富。例如，每立方毫米灰质包含5 万个神经元，每个神经元有 6 千个突触，那么一共就是 3 亿个突触。针对突触前膜释放的大量信号，存在一种时间较长的调节机制。这种调节机制的效果比神经传递慢得多，可以持续几秒、几小时，甚至几天，这就涉及记忆了。

关于突触，我最后要告诉你的是，它们是所谓的精神药物的主要作用对象。人们在精神受到干扰时会采用精神药物进行治疗，我们后面还有机会谈到它，因为精神疾病这个话题是重大的公共卫生问题。

连接到神经网络的数十亿个神经元给我留下了深刻的印象。我想象不到它们是如何控制各种运动、感觉并满足我们的各种需要的。是我的大脑告诉我身体饿了，还是某个特殊的区域告诉我的？是我的大脑感知世界的形状、颜色和气味吗？是我的大脑感到害怕吗？是我的大脑在喊、在说、在数数、在爱我的父母和巧克力奶油吗？

由于偷懒和宗教的压力，我们往往把大脑视为

一个均质的整体：不同的心室具备不同的能力，它们包裹着灵魂所在的地方。然而，随着解剖学、组织学的发展，尤其是对患病大脑的解剖学观察的发展，再加上脑电刺激技术，大脑区位化理论得到了蓬勃的发展。

就是我们说的"脑部隆凸"吗？妈妈说，看我的脑袋就知道我的数学很"凸出"。

这又是一个由错误实验开启真正理论的故事。弗朗兹·约瑟夫·加尔和他的学生约翰·卡斯帕·斯普尔茨海姆建立了一门新的学科——颅相学，这门新学科在 19 世纪上半叶大获成功，从科学家的工作室一直风靡到上流社会的沙龙。奠定这门学科的基础过于世俗，看上去不像是科学，然而这些基础都是十分正确的：1）大脑是思想的器官；2）心理和精神的能力位于特定的皮层；3）通过检查大脑，可以检测出这些机能是过剩还是缺乏。第三点是所有问题的关键。实际上，加尔认为，脑部隆凸是大脑潜在活动的外部表现（见图2）。加尔提出的理论却成了他成功路上的牺牲品。他被不择手段的仰慕者超越，与弗朗茨·梅斯梅尔一起被归到了招摇撞骗的行列。梅斯梅尔所提出的动物磁气理论流行过一阵之后便偃旗息鼓。不过，区位化论倒是越来越具备理论的活力。

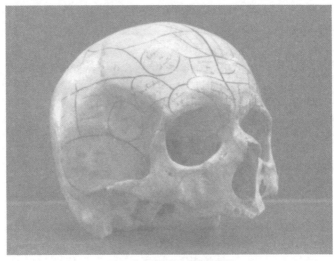

图2　加尔认为的大脑区位模型
(©Éricle Roux, université Claude-Bernard-Lyon 1)

4. 区位化论的胜利

是皮埃尔-保罗·布罗卡真正地开启了大脑区位化论的现代纪元。

这个人我认识。他出生在大圣富瓦市，你小时候就在那里的圭亚那新教中学读书，你的爷爷奶奶也是在那里出生的。你成为神经生物学家是因为这位伟大的科学家吗？

当然了。整个大圣富瓦市都在纪念这位名叫布罗卡的英雄，他的雕像就坐落在市中心的大广场。当年学校举办活动的时候，雕像的底座就是我的讲台。我要告诉你一则关于路易-皮埃尔·格拉提奥莱的趣事。格拉提奥莱是第一位准确描述大脑褶皱的解剖学家，他也出生在大圣富瓦市——大圣富瓦市当时是新教的中心，布罗卡的父亲是牧师，格拉提奥莱的父亲是天主教医生，因为格拉提奥莱的父亲在这个被称为"法国日内瓦"的地方属于少数派，所以很少有人找他看病。尽管如此，年轻的格拉提奥莱在巴黎追随他的哥哥学医时，仍然受到了布罗卡的欢迎与保护。格拉提奥莱后来成为区位化论的强烈反对者。我发现，让-巴蒂斯特·布尧和马克·达克斯这两位区位论者的倡导者都是新教徒。那么在这件事上，宗教发挥了怎样的作用？这个故事是意识形态影响科学的典型案例。但是，大脑区位研究的真正的英雄是一位名叫勒博尔涅的勇士。这位病人当时51岁，1861年4月去世，多年来他只能重复"当当"（Tan tan）这个短语，这两个词是他掌握的全部词汇，他住进比塞特医院的时候，大家都叫他"当当"。让"有意思的"病人留院观察并在他们去世后检查他们的大脑成了一种新的习惯。勒博尔涅的大脑左半球存在清晰可见的损伤，确切地说是在额叶的第三回中，那里被称为"布罗卡氏区"。

当时站在他们对立面的，有卡尔·斯宾塞·拉什里这样支持大脑总体活动原理的人，拉什里通过按比例切除大脑来研究老鼠大脑的机能分区，还有来自斯特拉斯堡的弗里德里希·戈尔茨，戈尔茨在一次国际大会上展示了一只没有大脑皮质也能走路的狗。证据都来自那些用连接电流发生器的电极武装自己的电生理学家。

你的故事让我想到，殖民征服的过程中，列强凭借各自的军力去瓜分一块块土地。

你等下就不会这么说了。对大脑皮层进行电刺激的研究方法，是由德国人古斯塔夫·弗里奇和爱德华·希齐格开创的，他们希望以此证明法国人的工作是错的。与法国人不同，他们发现刺激狗的额叶皮层能够引发刺激区域对侧的四肢的运动！三年后，英国的区位化论学者成功地绘制了狗的大脑皮层运动机能对应图。这张图展示了每个大脑半球上的额叶上升侧面的区域与对侧身体区域的对应关系。我们所说的人体对侧身体的躯干拓扑图是在 20 世纪 40 年代由一位加拿大神经外科医生怀尔德·潘菲尔德绘制的。他为那些化学疗法不起作用的癫痫病人进行脑部手术，用电极刺激大脑皮层（我们知道大脑皮层对触觉并不敏感）。潘菲尔德医生的工作取得了非常直观的结果：他在大脑额叶上升侧面的每个点上标出了对应的部位，看上去像一个奇形怪状的小人，让我们想到了炼金术士的人造生命。大脑皮层上的运动区所占的面积与其功能的重要性成正比。因此，大脑上有很大一块区域用于控制脸部和发声器官，以及右手、拇指和面部肌肉。这个只有一半身子的人工小人正往身后看，他面对的则是大脑的中央沟。这个图上几乎没有背部，脚被画在了大脑半球的内侧。见图 3。

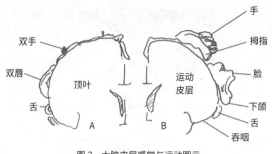

图3　大脑皮层感觉与运动图示

　　这么说的话，我们的大脑中就有两个小人，每个都控制着身体的一侧吗？我很难想象皮层各部分能够容纳多达数十亿的神经元。应该非常拥挤吧。

　　的确。为了弄清如何装得下这么多神经元，我们还需要更深入的认识。19世纪不仅仅是发现电和提出临床解剖的世纪，也是提出细胞理论的世纪。神经元则是细胞理论最精彩的表达。

5. 神经元理论

鉴于已经弄清了负责人体运动和感觉的特定区域，所以"在哪里"的问题似乎已经过时，人们此时需要解决的是"怎么样"的问题：大脑通过怎么样的方式和组织来支配我们可怜的身体呢？

19世纪中叶以来，人们知道生命有一个基本单位——细胞。大脑也不例外，就像之前跟你说过的，它是由**神经元**组成的。神经元是一种形状极其多变的细胞，它们的身边有一些"不那么尊贵"的细胞，这些细胞就像仆人护着主人的两侧一样：他们叫做**胶质细胞**。

两位伟大的解剖学家在神经系统的问题上产生了严重的分歧，他们是意大利科学家卡米洛·高尔基和西班牙科学家桑地亚哥·拉蒙·卡哈尔。高尔基发明了以他名字命名的染色法[1]，通过类似照相技

---

1 铬酸盐-硝酸银染色法，又叫做高尔基染色法——译者注。

术里的银版摄影术，让我们在大脑的薄切片上看清神经元和神经元的细微末梢。"真是意想不到的奇观！"接受过绘画训练的卡哈尔十分惊讶，"在半透明的黄色背景上，出现了一条条或光滑细长或带刺厚实的黑色细丝，一些黑色实体，三角形的、星形的、纺锤形的！好似用中国的油墨在日本透明的和纸上作画。"

　　这两位解剖学家在 1906 年分享了诺贝尔奖，但在神经细胞的组织形式上针锋相对：高尔基认为它们组成了一张连续的网，卡哈尔却认为这个网是不连续的。高尔基认为，从细胞体发出的不计其数的分支和它们的分叉与其他细胞的分支组成了我们所说的**合胞体**。卡哈尔认为，神经细胞构成了功能的基本单位：带有轴突和树突的**神经元**，它通过专门的方式与其他神经元相互联系，也就是通过突触，之前我们提到过。神经元的形状千差万别，有星形、金字塔形、颗粒形，等等。我将区分两种神经元，一种是**长轴突神**

经元，长轴突神经元组成了联系距离较远的部位之间的通道，另一种是双极的**局部神经元**，局部神经元连接着两个相邻的细胞。

6. 神经元群体和大脑地图的绘制

现在，我要深入地讲一讲微观层面的大脑结构了。

我觉得自己像拇指男孩，在神经元的森林里迷了路。

有这种感觉并不奇怪。19 世纪末以来，组织学家们一直想弄清细胞的组织方式以及它们在大脑皮层中是如何延伸的——这项工作类似给每一种细胞建个档案，做起来并不简单。观察大脑半球的表面，你会看到一层我们所说的**新皮层**，也就是物种进化中最晚出现的部分。这个皮层大约 2 到 3 厘米厚，有胞体和神经纤维（灰质）组成的大脑皮层的褶皱，它像一个

33

外壳一样包着髓神经纤维穿过的白质。

　　曾有一位女诗人把大脑皮层比作"灵魂的皮肤"，这个比喻反映了大脑皮层在所有机能以及从思想到行动等大脑高级功能中所占的重要地位。大脑皮层是以一层一层的形式组织起来的（**分层结构**），这个结构特征为我们通过细胞层厚度来确定不同区域提供了依据：简单来说，它就像一张地质剖面图。分类的依据是原始的大脑皮层从里到外分为六层，每一层的细胞构成都有所不同。不同区域的内部构成不同，大部分情况下对应着皮层功能的差异。

　　大脑区位和类似地图的组织方式还应当考虑到不同的区域之间存在数量非常丰富的皮层联合区，我们所说的研究组织微观结构的**组织学**对大脑皮层联合区进行了明确定义。很久以来人们就知道不同区域之间存在连接。连接纤维连接着一个沟回和另一个沟回，连接束连接着一个脑叶和另一个脑叶，大脑两个半球之间也有联合，我们可以从联合的角度对皮层重新进行描述。我们应该把这些当时的工作与 19 世纪末期的心理学研究（联合主义心理学）联系在一起，当时的心理学家试图把复杂功能（认识功能）解释为几种基础功能的联合。

现在，我们区分出了**初级区**和次级区，初级区直接连接着感觉器官或运动器官，次级区又叫联合区，仅连接着其他的大脑区域，接收到的信息都是已经处理过的，某种程度上说是二次处理的信息。位于额叶（额叶前区）和顶叶的大脑皮层联合区与其他初级区明显不同。相比其他动物，人类的这一区域面积更大；成熟速度比其他初级区更慢；这一区域的损伤会导致认知的缺陷。最后一点我们将会详细讨论。所以我们看到，大脑不同区域之间存在联合区，使大脑整体的功能运转更加完整。每个区位并不是孤立地发挥作用，这些区位是各种网的一部分，每个网内都传达着信息。

现在，我们要潜入大脑内部，详细了解大脑中古老的结构，特别是只有两到三层神经元的古皮质或大脑边缘系统，以及大脑中间的结构（间脑），这些结构控制着基本的行为，还有植物神经功能和情感功能（情绪和感受）。这些古老的结构能让我们对所谓的认知功能有新的认识。

7. 植物性的大脑

跟我解释一下什么叫做植物神经功能吧。

这种功能是所有生命体共有的功能。对脊椎动物来说，大脑是各种功能的监理人：它掌控着各项功能的平稳运行。你知道，在人身上，大脑的死亡意味着主体的死亡。有些情况下，病人大脑严重受损从而失去意识，却能够维持植物神经的功能；我们把这种情况称为昏迷或植物人。相反，脑干受到严重损伤将会导致深度昏迷和自主神经功能的严重紊乱，这将会危及生命。

这些维持生命的精密机器位于大脑的底部。某种程度上说，它们是大脑这个大房子的"公共面积"。位于中心的是**下丘脑**，你可以在图 4 上面看到。

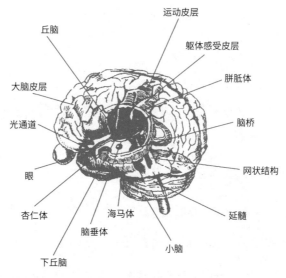

丘脑　运动皮层　躯体感受皮层　大脑皮层　胼胝体　光通道　脑桥　眼　网状结构　杏仁体　海马体　延髓　脑垂体　小脑　下丘脑

图 4　大脑内部结构示意图（下丘脑，间脑）

快说说下丘脑，我都等不及了。按照我的理解，你研究的就是这一块吧。

下丘脑是一块比拇指指甲大不了多少的区域。它的形状是漏斗形的（解剖学上的漏斗形）。这片区域如此狭窄，与它承担的重要功能和争着研究它的众多生理学家形成了鲜明对比。下丘脑接受来自身体内部不同器官，也就是内脏的信息；它通过专门的感受器能够直接感受身体内部的变化。下丘脑通过多种方式作用于身体。我们可以认为，下丘脑本身是由大细胞组成的多核团腺体，这些大细胞的轴突一直延伸到脑垂体的后面——在大脑延伸出来的神经垂体中会释放两种激素：作用于乳腺的催产素和调节肾小管液体通透的抗利尿激素。这两种激素也会在大脑内释放，它们在大脑中会参与一些行为的调节。此外，下丘脑还是多种神经肽的来源，这些肽类神经激素是小分子蛋白质，经过专门的循环体统（垂体门脉系统）作用于腺垂体，这些调节肽可以对主要的内分泌腺（甲状腺、肾上腺皮质、性腺、胰腺等）分泌的体内激素起到释放或抑制作用。

总结起来，下丘脑就是身体内部的大脑，是植物神经功能的始与终吗？

我们找不到比这个更好的说法了。

8. 体 温

　　人类与大多数哺乳动物和鸟类一样，是一种体内温度恒定的动物（俗称**暖血动物**）。大脑的每个区域温度都是统一的（37 摄氏度左右），这个温度对全身也适用。我们在下丘脑中发现了一个体温调节中枢，类似于公寓中的温度调节器。这个调节器能够从位于大脑内部、皮肤表面和内脏的温度感受器中接收体温改变的信息。我们发现了一些只对体温降低或体温升高敏感的神经元。收集并分析所有信息之后，调节体温的"发电站"根据身体的指令产生或降低热量。人的体温每天都有一个起伏规律，下半夜会降低零点几度，早晨 3 点是人体体温的最低点。这个体温起伏的节奏也依循睡眠的节奏。但它也可以与睡眠规律脱节，譬如我们在快速更换时区的时候。后面我们会再提到**大脑时钟**，它调节着被称作**昼夜节律**的日常节奏，昼夜节律是所有生命体共同的特征，无论是动物还是植物都必须服从于白天与黑夜的交替。

不过我对外部温度很敏感，晒太阳能带给我好心情。今天下午我要和蜥蜴一起，把皮肤晒黑！

它们对周围环境的温度更加敏感，跟体温恒定的你不同——除非你得了感冒，它们的体温随着外部温度的变化而变化，俗称**冷血动物**。

9. 睡　眠

　　睡眠和清醒是两种与生活不可分割的状态，二者的更替好比白天与黑夜——对在白天活跃的人类来说，黑夜是用来睡觉的。然而有些动物白天睡觉：它们就是我们所说的夜行动物。它们基本上是捕猎的动物，这些掠食者丝毫不惧怕其他动物，哪怕周围一切在晃动它们都能安静地睡着。但对那些被逮到的、成为它们猎物的动物却不是如此，这些动物要借助黑暗的环境才能入睡。兔子就是如此。

　　睡觉的时候，大脑休息吗？

　　这种说法是一种成见，也是错误的。大脑停止活动就意味着死亡。活着的大脑从来不会休息。大脑的能量消耗大约占到全身的五分之一——对大脑相对的重量（1.5千克）来说，这个比例十分惊人。大脑在执行比如思考、说话、计算或者任何一种动作的任务时，这些任务消耗的能量也不会超过百分之五。于是我们问道，我们通过共振获得的神经成像上的其余百分之九十五都干吗去了（也许用来修复大脑机器）？

我们怎么知道一个人在睡觉呢？

眼睛的观察具有欺骗性，不过，今天我们通过连接在头皮上的电极，已经掌握了详细记录睡眠不同阶段的方法。这些电极能够采集到脑电图（EEG）、肌电图和眼球转动的情况，其他的人体探测器可以记录异相睡眠阶段的血压、呼吸以及男性阴茎勃起等活动。我们从脑电图上可以看到四个慢波睡眠的时期，从 α 波到 δ 波，δ 波对应着深度睡眠。慢波睡眠经常被一个称作"异相睡眠"的时期打断，因为这个时期在脑电图上表现出类似觉醒的状态，包括肌肉松弛、眼球运动。如果我们把一个人从异相睡眠中叫醒，他会告诉你刚刚做了梦。所有这些睡眠时期构成了一个完整的睡眠周期，这个周期在夜里对每个人来说都是恒长的。完整的睡眠是由四到五个睡眠周期组成的，在临近早晨的时候，异相睡眠的时间逐渐拉长，慢波睡眠的时间因此减少。这就解释了为什么早晨做梦常常穿插着短暂的清醒状态，这些清醒状态能让你回想起梦里的内容。此外还要算上晨勃，你一定在自己身体上观察到了这个现象。

这个奇怪的机器如何能够从清醒到睡眠一直保持工作呢？

这个问题很难！其他的身体部位并不是一直保持工作状态的。身体不仅要让它的感觉休息，也要让它的动作停下来。在睡眠状态中，欲望系统并不会停止，哪怕它并不发生动作。这个现象让我想到了商店橱窗上面的告示牌"施工期间正常营业"。

如果晚上睡得早，我在入睡的时候就能看到从意识中被抹除的陌生的图像，好像有人按了开关一样。

等会儿你就不会这么说了。我们现有的睡眠机制模型（当然也是觉醒机制的模型）中有两个**交叉反馈**的主从触发器，因此存在**打开**和**关闭**的两种状态（有点类似家用电表）。睡眠的开关位于下丘脑的前区，觉醒的开关位于下丘脑漏斗部，这两个开关相互抑制。在这个双开关的回路上，还有第三个机关，它是由位于下丘脑后部和外侧区的神经元核团组成的，这个机关类似于一种保险机制，防止人在不自主的情况下入睡，譬如在重要时刻或者是需要精力高度集中的时候——尤其是我跟你讲这些的时候。如果这些神经元遭到破坏，就会引发**嗜睡症**，或是导致未经过渡直接进入异相睡眠，原因在于**交叉反馈**的系统发生了紊乱。清醒对于动物生存来说十分重要，以至于在进化的过程中，清醒系统一点点增加并缠绕在整个大脑上。你要记住，**组胺**是让人清醒的主要神经介质之一。因此，许多含抗组胺成分的抗过敏药有让人嗜睡的副作用。

跟我说说那个在睡眠中或在完全清醒的状态下突然出现的异相睡眠。

异相睡眠的触发系统并不位于下丘脑，而是在脑干的中间部分，这个系统包含各种功能的神经元。如果其中有一种神经元被异相睡眠激发，它就会在脊髓的下行传导通路中阻断控制肌肉的神经（不包括控制呼吸和眼球的神经）。这就是为何我们在异相睡眠中观察到全身肌肉松弛的现象了。如果摧毁这个系统，做梦的人可能会"活在梦中"，在完全清醒的状态下表现出睡梦中的行为，例如在别人告诉我的一个案例里，一个病人要杀掉他的妻子。

你刚刚跟我描述了睡眠系统，还没解释是哪些因素使这个系统运转起来的。

要是跟你说卖沙人的故事，你肯定要笑话我了。我刚知道卖沙人的时候，他还是一位电视明星，身边带着一只善良的熊——这个睡前时段的节目就叫做《孩子们晚安啦！》。卖沙人明白自己在做什么：孩子们白天消耗了非常多的精力，总要在适当的时刻让他们恢复白天活动消耗掉的能量。我在很长一段时间里睡得都很早，直到各种生活杂事让卖沙人再也不能完成他的任务了：跟卖沙人屡屡爽约，总有一天会让他灰心丧气。后来，我必须要用违禁药品和安眠药才能睡着，它们的质量并不总是令人满意。科学家认为睡眠与三磷酸腺苷分解产生的**腺苷**有关。大脑内部，细胞外空间的腺苷水平上升会导致原料逐渐耗尽并且增加紧张情绪，这两个结果最终会触发睡眠机器，带来修复性的慢波睡眠。

我有一个问题：为什么入睡前人会打哈欠？

好奇的研究人员最近开始关注这个现象了。打哈欠是个普遍的现象，在所有脊椎动物身上都能观察到，只有长颈鹿除外。我就跳过针对这个神秘现象的各种研究，直接告诉你结论：打哈欠时，人们会张开嘴巴，同时收缩部分肌肉，腺苷就趁机通过脑脊液抵达大脑和睡眠中心。

睡眠也服从于昼夜交替的规律。

睡眠是大脑昼夜节律，也就是生物钟最具代表性的例证了。人是昼行动物。人的各种器官并不适合夜晚；夜晚是用来睡觉的。在没有太多外部因素的影响下，生物钟的清醒–睡眠节律相对稳定。我们把人置于与外界隔绝的环境（譬如洞穴或者掩体）中，进行切断光源和生源的实验，就能够观察到人体相对稳定的节律。在这些条件下，实验者没有任何时间参照：没有手表、没有广播，只有一台放录影带的电视机。他们可以随意打开或关闭光源，但没有任何日光的参照。我们发现，人类昼夜节律的生物钟实际上是以24 小时 20 分钟为一个周期。受试者第一天会在 22 点左右睡觉，每天晚上会比前一天晚 20 分钟，一个月以后（30 × 20 分钟 = 600 分钟 = 10 小时），他将会在 22+10 也就是早上 8 点睡觉，不过他一直认为自己是 10 点睡觉。如果实验持续足够长的时间，他们参加实验的时间将少于他们认为已经度过的时间。

关于与普通睡眠节律不同的异相睡眠，我们还可以知道些什么呢？

实际上，异相睡眠在人类的睡眠中节律更快，大约每90分钟一次，在清醒时通常不被注意到。我们所说的**次昼夜**生物节律，对应着人在白天周期性地集中注意力，这个节律在睡眠中也会表现，它是由深度睡眠中大脑温度降低触发的周期性节律。这个情况下，我们好像身处爱丽丝的奇异的钟表王国里。次昼夜节律就是一座非常稳定的钟，它在深度睡眠中每90分钟引发一次异相睡眠。随之而来的是意识无法感觉到的内心的清醒，这种清醒是由与外部清醒系统不一样的系统所引发的。这个过程会使大脑皮层下达动作指令，但这些指令无法到达肌肉端，因为另一个系统在脊髓层面阻断了动作的执行，我们刚才已经说过。与此同时，大脑边缘系统的激活能够调动记忆并在梦中产生图像。就像我的老师米歇尔·朱费说的那样，所有这些现象都发生在注意力和意识之外。你在无意识的梦里。梦的机器是你的无意识的机器，你的意志对梦境没有任何作用。这个事实足以让精神分析学家脸红啦。

说到底，睡眠有什么用呢？

所有具有生命的生物都应当进行恢复性的休息；无论是肌肉疲劳还是神经疲劳，这种休息可以扫除身体的疲惫。但是，疲惫又是什么呢？休息是为了修复消耗的能量吗？还是为了满足一种不可抑制的**需求**？抑或补偿睡眠过长带来的负担？实验中剥夺睡眠会带来睡眠压力的提升，并且在睡眠的修复阶段优先进入深度睡眠，我们所说的这个修复阶段表现为睡眠**反弹**，但这个反弹与异相睡眠没有直接联系。

不需要学者我们也知道有睡眠的需要。当我复习考试缺觉的时候，到了某个时刻我就不自觉地睡着了。

不同的人对睡眠的需要不尽相同：有人睡得多，有人睡得少，我们不能说前者就一定比后者聪明。随着年龄的增长或是到了生命中的某些阶段，睡眠的需求就会降低。这种需求在不同的物种身上也不一样：雄性的帝企鹅在孵蛋的时候仍然保持站立，他们可以一两个月不睡觉，这个时间也是雌性帝企鹅为了给新生儿带回食物，在广阔的深海里捕鱼的时间。信天翁也是少睡的好手，它们为了捕鱼，甚至可以连续飞行十五天或是几千公里，中途不歇脚。而且，在这些物种身上存在局部睡眠的情况，信天翁像宪兵一样只闭一只眼睛休息，或者说是右脑（闭左眼）和左脑（闭右眼）按照昼夜节律轮流休息。另一个代表性的例子，也是朱费经常用作实验对象的动物，就是海豚。海豚是自主呼吸的动物，如果不能左右脑轮替休息从而让对侧眼睛观察猎物和海浪，它们游到水面的时候就可能会溺水。异相睡眠的功能有很多，而且很多都是猜测。

那你相信梦的预测吗？特别是让人能预测或是偶尔避免不幸发生的那些梦？

我又不是魔法师，我也不相信特异功能领域的预言，特异功能与正统科学的推理理性是两码事。但我们应当清楚，梦的内容往往取决于最近发生的事情以及主人的生物学状态，从这个意义上说，梦可以作为一个反映健康状态的信号。在异相睡眠期间，过度活跃的欲望系统可以排解满溢的冲动能量。

所以说，梦跟记忆有关系喽。

实际上，有关异相睡眠最可靠的假设都是围绕着记忆。异相睡眠可以为新获取的内容清理回忆，从而促进记忆的过程。异相睡眠还可以加深对做梦的人延续生命来说至关重要的记忆痕迹。实际上，这种睡眠最终的功能体现在心理波动状态的适应与时间领域。

朱费认为，异相睡眠能够让主体保持其身份的延续性，并用激活欲望系统的方式实现自身的重组。在这个问题上，弗洛伊德的精神分析和直觉理论与我们非常契合，你的哲学老师一定跟你说过弗洛伊德。人的身份如同不断形成的过去，那么这种对人的心理的研究方法，是不是在梦的研究中寻找这种身份的蛛丝马迹呢？生物学或许能成为精神分析最佳的辩护人！

10. 基本行为

我们已经研究了睡眠，现在要来看看其他所有动物共有的植物性功能了，也就是吃——饿、喝——渴、伴随情感的繁殖——爱。我把这三样叫做激情。

"激情"？用这个词描述普通状态，不会有些夸张吗？

我觉得正好！我说的激情，指的是人或动物体内能够感觉到的事情。在这三个基本行为中，我们能够发现实现目的的欲望伴随着一系列特殊的情感，这些情感在快感和疼痛、喜悦和折磨之间摇摆不定。我建议你按照顺序一一探索这三种激情。

吃

在人的大脑里，人坐在桌边；但在下丘脑中，从桌子到肚子的进食过程之前，发生了一系列的化学反应。

那你解释一下我们吃的东西的味道和气味是从哪里来的。

你看见桌上的东西，大脑感知到了伴随着这些图像的气味。

老爹，看看我们身边的玫瑰花。它们的香味可都是它们自己的。

诚然，但是属于它们自己的只有颜色和形状，我们都知道的玫瑰香味对非生命体来说是不存在的，只有生命体——不论是一只蜜蜂还是一位女士，才能感受它的香味。

所以说，嗅觉跟视觉还有其他五官的感觉一样，属于大脑工作的范畴。

是的，正是大脑通过感觉的信息构建起了对香味的认识。我们经常说到嗅觉图像。

跟视觉图像一样吗？

正是如此，但嗅觉图像和视觉图像来自大脑不同的特定区域。这并不妨碍大脑把视觉图像和嗅觉图像联系在一起，两者一起构成了花的美丽。气味首先通过鼻子呼吸到达身体，第一次和嗅觉细胞接触。其次，口中释放的香气能够通过后面（鼻咽）抵达嗅觉器官。因此，嘴巴里的味觉和气味是相互混杂的（因此我们说，味道），它们的联系如此紧密，以至于味觉和嗅觉这两种感觉在解剖层面有独立的器官，但是在我们所说的"口感"中是混合在一起的。

那我要问你一个有点愚蠢的问题了：为什么有些东西有苦味？为什么糖是甜的、盐是咸的、醋是酸的？

"为什么"的问题总是非常难回答。为什么一个事物会是这样？对食物来说，是嘴巴感受、大脑享受。通常我们能够感觉到四种不同的味道（甜、咸、苦、酸），但是还有一种被我们忘记了，**鲜**，鲜是谷氨酸特有的味道，也是亚洲人特别喜爱的调料。回到嘴巴：它的内表面布满了舌乳头。这些舌乳头数目大约在两千个，形状类似蘑菇和小山包，凸起的部位有味蕾。每个味蕾包含一百多个感觉细胞，有一些神经纤维从这些感觉细胞出发，聚集在一起形成了味觉神经。每一条神经纤维都能接受数个感觉细胞的冲动，每个感觉细胞同时也受到几根神经纤维的控制。你会发现，口中的液体所传达的感觉非常难用一个明确的路径表示出来。这些感觉细胞分别能识别五种味觉。

它们是味觉的接收器。

这些接收器是如何辨认出有这样或那样味道的物质呢？

这是生物学领域的重要课题。味觉感受在遇到味道（"有味道的"）分子时，根据自身的敏感度辨认出味道分子。感受器越敏感，二者的相遇就越容易实现。一旦敏感度降低，则需要更多的味道分子才能促成二者彼此感应。如果敏感度缺失，就不存在遇见了。一个物质要想有味道，必须要有足够的浓度，并且要与口腔液体充分混合才能抵达感受器，感受器辨认出味道分子，味道分子从而停留在感受器上。味道分子停留在感受器上能够激发感受器，在细胞中引发一系列效应，这些效应产生了一种冲动。这种冲动经过突触传达到与感觉细胞接触的神经纤维上。在同一个感觉细胞上，我们可以看到上千乃至上百万处于休息状态的感受器。一个细胞内并不是只有唯一一种感受器。百分之九十的细胞能够辨认出两种以上的味道分子。最近，研究人员刚刚找到了苦味的味觉感受器。跟我们所想的不同，实际上苦味并不存在一种专门的感受器，这些感受器是一类数目众多的基因（五十多种），它们能够通过编码合成出数目相当的分子，这些分子的整体结构类似嗅觉的感受器。

为什么存在不同类型的感受器呢？

我们可以试着提一下这个问题。苦味经常和物质的危险性联系在一起。苦味的感觉是先天的，人类在很小的时候，或是动物在幼崽时期，就能感觉到苦味。可能是我们在进化的过程当中保留了大量的感受分子，能够让我们辨别各种各样、数目丰富的、对机体有害的物质。问题的关键不在于在鉴别的过程中加以选择，而是不能让会对机体产生损害的物质进入体内，一点点都不可以。**苦味等同于危险**。

　　吃实际上是一出两个主演联手的一台"食物大戏"，这两个主演就是大脑和身体，它们从来没有离开过舞台。身体调动消化道、附属腺体、肝脏、胰腺，尤其是脂肪，虽然脂肪的位置很分散，但它们组成了一个真正意义上的器官，其细胞（脂肪细胞）能够分泌一种蛋白质激素，也就是瘦素。这种激素是一种脂肪恒温器类似体温调节器，它随着脂肪的增加而增加，以便能减少能量摄入；当脂肪细胞存储的脂肪减少时，这种激素的水平会降低。它的主要作用是抑制食欲，是一种生物学的食欲抑制剂。

　　我们又要回到大脑结构中你最喜欢的下丘脑了。

　　理由也很充分啦。在有限的解剖学空间和几个半台上，同时或交替上演着许多演员一起出演的剧情，这些演员是相互对话或相互抵抗的神经递质和激素。

但根据你的说法，这个行为仅仅取决于大脑，尤其是下丘脑。

你有挑衅我的意思哦。你知道，如果没有身体，大脑什么都不是。我刚刚告诉你脂肪细胞分泌瘦素，它们是和调节**新陈代谢**的激素因子一起发挥作用的。我们所说的新陈代谢是所有化学变化和能量交换的过程的总和，它能够确保细胞的生命活动。参与这个过程的还有肝脏、胰腺、肠和肾上腺。如果它们的功能发生紊乱，就会导致可怕的"代谢综合征"，代谢综合征伴随着肥胖、糖尿病、高血压和心脏病，这种威胁人类的病通常需要调节饮食和服药，大多数情况下，药物并没有什么作用。相比医学和营养学，我更想跟你对气味做个小结，我俩都在培养各自的嗅觉，这种感觉全过程都发生在大脑中。

气味是所有感觉中最私密的一种。哪怕我们可以彼此分享"嗅觉场景"，嗅觉的活动范围仍然局限于感觉气味的人的大脑中。具体来说，嗅觉在于大脑功能。任何外在的事物都不能证明另一个人鼻子下面闻到的气味。就像视觉、听觉和触觉一样，我们也没有任何可以借用的客观标准。一个人可以丧失嗅觉——我们称作**嗅觉丧失**——而其他人完全可以不知道这个人丧失了嗅觉。

也没有物理或化学特性让我们把气味的性质定义成分子。分子具有气味只是因为接受器能够感受它。刺激不是连续变化的物理参数，好比视觉或听觉的波长，而是原子组合的空间（化学上的空间）排布。总的来说，分子的几何形状决定了它的气味。

越是听你说，我就越能体会感觉的重要性，尤其是赋予它们意义的重要性：发出气味或被闻到气味，气味好或不好，或者闻不到某人的气味，还有，闻就是尝。我这么说对吗？

口感为我们提供了一种独特的感觉方式，这种比其他感觉更加深刻。跟你讲了这么多，嘴都说干了。我请你喝一杯真正的橙花杏仁露。

喝

喝纯净水或兑调味剂的水能带来一种内在的快感，这种快感表现为满足了身体的一种感觉：渴觉。水占我们身体重量的百分之七十。我们的身体通过皮肤、肺和肾脏不断地排出水分。食物和饮料中的水分弥补了身体损失的水分。因此，喝水是保持身体体液平衡的必要手段，就像吃是为了维持身体的能量平衡一样。喝和吃的过程都涉及调节人体行为的神经中枢。在缺水的情况下，体内会出现两种调节。第一种调节是减少水分流失，调节的方式是或多或少地关闭产生尿液的阀门：这就需要**抗利尿激素**，也就是大脑在神经垂体的位置分泌到血液中的**血管升压素**，我们之前已经提到过。

分泌抗利尿激素的细胞遭到破坏就会发生疾病。在这种情况下，肾脏不再能留住水分，病人每天的尿液会超过两升。在这个损失水分的过程中，尿液没有糖尿病尿液中的糖分，这也是为什么这种病——**尿崩症**在法语里写作"无糖糖尿病"。诊断糖尿病很简单，只需要尝尿液的味道，不过这个方式只是 17 世纪医生们使用的定量方法。

水在细胞内和细胞外的分布并不均匀。当失水或者吸收盐分导致细胞外液渗透压升高时（渗透压反映了水中溶解物质的浓度），细胞内部的水会穿过细胞膜，从而维持内外的渗透平衡。这就会导致细胞的脱水。高渗性脱水会以细胞内口渴的信号传递给身体。相反，当细胞外的基质减少（失血）时，渗透压保持不变，但细胞外失水会转变为细胞外口渴的信号。

大脑中有感受器能够判断口渴的种类。它们分别是感受渗透压的**渗透压感受器**和感受循环血量的**容量感受器**——前一个位于下丘脑前壁，与血管接触；后一个位于下丘脑中心。

细胞外口渴来自循环血量的减少——人失血的时候就是如此，这是会释放一种激素，名叫血管紧张素，是血液减少的反应，失血会直接导致口渴。我们把血管紧张素注射到动物大脑（老鼠、狗等），也会引发口渴的感觉。可以说，这种激素是一种普遍的、引发口渴的因子。

抱歉说了这么一长串，毕竟这些内容属于我的一个研究领域。

老爹，我有点失望。你说的喝只是把自己当做一个喝水的人，而你在我很小的时候就教我品尝葡萄酒了。葡萄酒可是你的生命伴侣之一，你在它身上可是花了许多闲工夫。

品酒不在我们对谈的范畴内，尽管大脑也是这个过程的主要系统。品酒是一门需要不断学习和锐化嗅觉的实用科学。你有的是时间慢慢学习。

当我们说一个人"喝酒"的时候，是在说他酗酒吗？

葡萄酒实际上是一种含酒精的饮料。然而喝酒过度就会让酒精成为一种会损伤大脑的毒药。马上就会跟你说到成瘾的问题，成瘾是快感的黑暗面。

繁殖

繁殖是恋人的美好愿望，也是为了物种延续发生性行为的最终原因。繁殖的第一个原因：我们把它叫做大写的爱（AMOUR）。这个词在我这里有一个普遍的含义：生命——通常我也会这么说——就是当爱降临在物质层面的时候，就是分子间通过选择性亲和力相互识别的一盘大棋。然而它不仅仅包含生命体的分子，也包含分子组成的组织。驱动它的是欲望、吸引的能力，还有最发达的物种能够感受到的快感。我们所说的性和性冲动，只不过是叫法不一样罢了！大脑是最初出现的性器官之一。我巴不得告诉你这一切都是在大脑中发生的。

那为什么关于性还有这么多谜团，为什么要给小朋友们讲一些寓言故事呢？

首先，并不是所有的民族都有这样的态度，这些故事并非生物学上的既定事实，所以不在我们讨论的范围内。我们先把宗教禁忌放在一边，回到下丘脑，它像一个修道院，里面不同的礼拜堂掌管着性和其他植物性功能。

谈到性，经常会说到激素的作用。

我再提醒你一下激素的本质：激素是某种腺体

的细胞合成的、释放于血液中、影响体内其他细胞的物质。体内的性激素是由性腺（卵巢和睾丸）分泌到循环的血液中。男性和女性体内的性激素分别是**雄性激素**（睾丸素和肾上腺素）和**卵巢分泌的类固醇激素**（雌二醇和孕酮）。这些性激素在体内自由循环，只作用于神经系统的特定位置，这些位置上存在对类固醇敏感的神经元。

胎儿和孕妇的激素在脑循环的形成中具有决定性的作用，一个人的性功能，特别是他或她表现出男性行为或女性行为，都依赖于脑循环。需要强调，性激素之间的转换让人十分惊讶：例如睾丸素在神经元内部可以转化为雌二醇，从而发挥其男性化的功能。它对男性和女性的性行为都具备刺激作用。然而，被认为对男性性行为具备抑制作用的雌性激素——黄体酮，在有些情况下也有刺激的作用。因此，夜晚降临时，雄性欲望达到顶峰，黄体酮水平也会到达顶峰。

实际上，与性相关的主要过程都发生在下丘脑。

下丘脑也是一个神经分泌的腺体，它合成的激素进入局部的血液循环，这些血液围绕着脑垂体，脑垂体是个重要的腺体，因为它能够通过激素控制其他的腺体。下丘脑分泌促性腺激素释放激素，它能够使脑垂体释放两种促性腺激素（黄体生成素和卵泡刺激素）。后两种激素又能影响性激素的分泌。这一层层指令的传达让我们想起了军队里面有担任元帅的下丘脑，统领着垂体担任的军官和性腺担任的士兵。反过来，这些激素又会作用于释放细胞，从而抑制或刺激细胞生成激素，我们把这个过程叫做**反馈**（feedback）。当然，除了应付考试，你记这些名词没什么用——但我要加一句：爱情可不是考试！

反馈的过程不就是我们所说的控制论的例子吗？

完全正确！对工程师们来说，生命和爱情无外乎一台校准的机器不断地运行。同理，下丘脑定期分泌促性腺激素释放激素：每隔80到90分钟分泌一次。下丘脑像是给乐团打拍子的指挥，咔哒咔哒，每隔90分钟就分泌一次。在人的童年时期，直到10—14岁这一阶段，这个激素的分泌水平都是很低的，血液中的性激素也维持在较低的水平。性器官在这个时间段处于休眠的状态，然而零星几次的觉醒说明了，在这个较长的时间段，小孩仍然保持着性的功能。突然间，下丘脑这个指挥的动作迅速增多，节奏也越来越快。作为对指挥的回应，性腺会分泌激素，接下来就会迎来青春期的雌二醇-黄体酮的二重奏，女孩子会经历月经初潮。她们经常会担心地问自己：为什么我的性器官会流血呢？这个现象是局部循环带来的结果，周期结束时激素水平下降会引发出血。在男孩身上，青春期的身体变化伴随着勃起和自发性射精（遗精），男孩的嗓音会发生变化，他的脑子里只想着这个让身体发生变化的欲望。

我们知道青春期是怎么发生的吗?

目前我们知道是一种多肽（小分子蛋白质），简称 Kp，它加快了分泌促性腺激素释放激素的节奏。

那么，是什么导致了 Kp 的分泌呢? 它的名字真有趣。

这还是一个求因的问题。原因似乎是脂肪细胞分泌的一种体内激素，就是之前我们讲进食行为时提到的瘦素。这也解释了为什么青春期与身体的脂肪含量增减有关。这个猜测对女孩来说成立：女生的体型越丰满，初潮的时间就越早。然而我们对男生掌握的信息比较少。

我猜，下丘脑里面有专门控制性的中枢，就跟控制睡眠、体温、饥饿和渴觉的中枢一样?

当然啦。大脑中的这些区域正是播放性欲的小音乐的地方。下丘脑前部的内侧视前区在雄性行为中发挥了重要作用。这个中枢能够接受来自所有感官的信息，并把它们整合起来从而维持欲望之火，并能进入性交前的阶段，这个阶段立马能够让处于接受状态或是同意发生性行为的女性能够接受阴茎的进入。这个区域还能够保证性行为的继续进行。激活这个中枢的主要神经递质是多巴胺。专门控制性行为的多巴胺是由雄性性行为中枢附近的神经元产生的。性行为过程中的多巴胺分泌，解释了性快感相对独立于带来快感的性伴侣。这个中枢并不单独发挥作用，它的运转与控制运动尤其是性交姿势的区域紧密相关。此外，还涉及掌管人类记忆——人类的爱，往往是一种回忆——和情感的区域。简言之，这一系列过程赋予爱一种在物种繁衍的简单需求之外的意义。

你刚刚说了雄性性行为中枢。女生有没有类似的中枢？

当然，这个区域（**腹内侧核**）也会参与进食和厌恶的行为。如果向阉割后的雌鼠的大脑该区域注射雌二醇，雌鼠丧失的性行为会再度出现。甚至，如果对阉割后的男性的大脑该区域注射雌二醇，我们会在该男性身上看到女性行为，还会观察到这个人自愿地接受同性伴侣。我们说的这些更加凸显了如今广泛讨论的性取向是可以改变的。

男性和女性之间的关系只有性吗？

你一定听说过田鼠，这些可爱的啮齿动物生活在美国。从 20 世纪 80 年代开始，社会心理学开辟出一块新的研究领域，也就是关系生物学，这个关系是我们通常所说的依恋行为。

你的意思是，爱。

严格来说并不是爱。它是同一物种两个个体之间的吸引：母亲和父亲，一对伴侣或两个朋友，当然还有母亲和她的儿子（们）。

我倒是看不出这和爱有什么区别。

二者有本质的区别。性欲的满足并不意味着两人具备类似情侣的关系：一次的情人、一天的情人是我们早晨说再见却不会再见的那个他或她。然而依恋是持久的。依恋产生的原因是化学物质。在这个过程中，两种在下丘脑神经元中合成的肽，也就是**血管加压素**和**催产素**参与了调节。依恋不是性，然而实际的情况却让我不得不跟你说，在生物学家研究得最透彻的物种身上，也就是白鼠、老鼠、田鼠和狨猴的身上，依恋开始于交配，在交配的过程中催产素被释放到大脑较低和较深的区域。在两个做爱的人身上常会出现一种阵发的状态；此时催产素被释放到下丘脑中，它在下丘脑和多巴胺一起组成了快感／欲望的神经化学二重奏。

所以说性行为——"交媾"这个词太逗了——的目的是为了繁衍？老人们都这么说。

从乐观的角度跟你做个小结，我再重复一遍：性的直接原因是寻求快感。拥有固定的性伴侣可以提高性的表现——至少最开始如此。两只狨猴在关系确定的最初阶段，频繁、重复的交配有助于建立并巩固依恋关系。在公猴身上，潜在对手的威胁提高了交配的频率。母猴也没有摆脱嫉妒的掌控。当母猴暴露在其他母猴的气味中，便会表现出越来越多的性诱惑。勇敢的狨猴们可不是滥交的典型，它们实际上是伦理秩序的忠实捍卫者，也是夫妻关系忠诚的信徒。对你来说，这一课或许在将来才会有用。不过当你出轨的时候，应该责怪的人只有你自己。我在这儿就不再给你灌输道德的观念了。

谈话的最后，我还给前额叶留了一点时间，这个区域是感觉厨房里的主厨，它控制着下丘脑以及下丘脑中各种通往天堂或是地狱的中枢，这些传递的通路上有快感和疼痛，有补偿也有惩罚。在这里，我们可以遇到一些可爱的享受快乐的人，有些享乐的人皮肤白皙，有些人因为晚上消耗过度而五官发黑；我们会假装看不到接吻的恋人，反倒因为母亲和孩子之间交换微笑而开心不已。再说一遍，快感才是关键。

康斯坦，我告诉你的这些关于快感的事，一定会立马让你想到，死亡从未离开生命的视线。然而你会谎称自己不饿，就不吃饭、不享受了吗？蠢蛋才会期盼无穷，懒人才会希望永恒。我们应该做的，是生活，是跟着快感的节奏去享受。

11. 快 感

你不停地提到快感，还说到享乐主义，这个词是什么意思？

快感可以获得，也可以给予。获取快感反映了主体的欲望，意味着快感属于主动获取的人。有些人在给予快感的过程中获取快感，还有些人做起了快感的生意；快感可能被买卖、被偷走、被耗尽，也可能会缺乏。过多的快感和缺乏快感一样对健康有害。我们应当学会管理快感。快感是好的：它在目光短浅的享乐主义者看来是一种消费品，在追寻幸福的智者看来则是一种至高无上的财富。

幸福和快感又有什么区别呢？

要区分快感和幸福的话，我还要加上快乐，才能很好地解释它们的区别。快乐是一种情绪，也就是说，它是一种打动心灵的激情，快乐表现为许多迹象，是别人能够看见的身体反应，这些身体反应通常具有传染性。幸福是快乐的一种美妙的变体——哲学家伊壁鸠鲁的弟子们寻找的正是幸福。

而快感是一种**情感**，一种感受，表现为身体组织的反应、内脏和内分泌状态的改变：如同17世纪的医生、哲学家马兰·屈罗·德·拉·尚布尔描写的那样，"一股暖流流入身体，给每个部位惬意地挠着痒痒"。如果没有心灵的感受，这些身体现象便不会发生。身体现象通常会激发欲望，对一个人与他人的关系产生影响。我们在欲望的驱使下所做出的行为，实际上是出于对快感的期待或是对不快的恐惧。

对盎格鲁-撒克逊哲学家来说，快感具备一种实用功能：它是一种"共同货币"，可以在有时相互矛盾的各种欲望之间进行交换或妥协。快感的最大化、不快的最小化能够建立起一个偏好等级，这个等级次序是由快感和不快的代数和所决定的，并由此指导行为。

快感跟它的同伙"欲望"一样，是一台"疯狂的机器装置"，这台机器有几百万个神经元，它们在突触释放的**谷氨酸**的作用下相互激发，这台机器也会被其他机器的 GABA（一种重要的神经递质）抑制，整台机器受到神经肽的控制：**内啡肽、脑啡肽、胆囊收缩素和 P 物质**，在机器的核心还有一些对多巴胺敏感的神经元（**多巴胺能神经元**）——多巴胺被神经生物学家成为"快感的神经递质"。

你还要知道，没有疼痛就没有快感。

就像阴影和光一样！

这个讨论把我们引向了舒适与疼痛，两者都与大脑有关。但我们不能忘记，身体和大脑具备同等作用。特别是在我们所说的**拮抗过程**中。

拮抗过程理论的核心是心理与起激活作用的激情的运作机制。这个理论还能够解释**适应**和**缺失**等现象。大脑在面对自身增强快感的能力时，发展出来一套制约快感增强的机制。面对痛苦，大脑有同样的过程，但顺序完全颠倒。所以说，快感能够唤起痛苦，而痛苦又能带来舒适的感觉。有一个叫"拔河"的游戏，相对的两队各拉着绳子的一端，通过分散在拔河绳上每一处的、越来越激烈的力量对抗，建立起了一种不稳定的平衡，这种平衡叫做**耐受**。如果其中一队突然松手，另一队会倒在地上，乱作一团，好比吸毒人员在戒断的过程中因**缺失**而产生的痛苦。

另一个例子是马拉松运动员。有时候，马拉松运动员会因疼痛难忍倒在路边，场面十分吓人。他们除了跑步之外没有其他动机，所以他们让身体忍受巨大的痛苦，从而在痛苦过去之后寻求一份不可言喻的舒适感。在这个阶段，运动员的大脑沉浸在内啡肽之中，这些内啡肽是在涅槃的过程中由拮抗系统运过来的。所有铤而走险的人都是如此，譬如有些人赌上生命玩一些"输家算赢"的游戏。在饮食方面，我们看到有些人因为暴饮暴食而导致肥胖；神经性厌食症也是同样的怪圈。总的来说，这些在大脑底部运转的系统参与调节快感与痛苦。在这些系统的支持下，欲望有可能导向行动，也可能导致成瘾。人如果屈服于这种欲望，就会对系统产生依赖：这些人会进入一种拮抗机制带来的快感-厌恶的可怕循环中。

这些系统是如何连结人的三种基础感情——欲望、快感和厌恶的呢？它们又如何参与个体行为发生的过程？简单来说，所有进入大脑和离开大脑的东西都要向欲望系统交一份过路钱。

说到快感和性，你就兴奋地说了一大堆，还没告诉我视觉这个重要的感官呢。

12. 视 觉

　　视觉是一种参照的感官。它与其他四种感官拥有相同的基础组织方式：外围的众多感受器通过一条由三个神经元组成的链条相互接替，投射到大脑皮层的特定区域。

　　视觉的操作过程十分神秘。眼睛通过视网膜上的感觉细胞，在可见世界中收集物理数据：形状、颜色、运动、空间分布。然而，具备这些信息并不足以让我们认识世界，更不能让我们对它们进行阐释。并且，物体的颜色并不是物体自身发出的，而是由物体表面反射的光的波长所决定的。它的**反射率**每时每刻都在变化，但"玫瑰从苍白的黎明到夜晚一直保持着玫瑰的颜色"。

　　物体表面的形状也会随着视角的变化而变化。仍要强调的是，感情对图像也能发生作用。亨利·马蒂斯说过，看见已经是一个创造性的操作过程。他说的创造不仅在画家的画布上，还有大脑皮层专门用于处理视觉的区域。这些区域位于枕叶，呈同心圆状排列。大脑通过初级视皮层（V1）收集到的信息形成物体的连贯图像。这些信息平行地输出到不同区域：中颞区（V5）能够感知颜色；V2 和 V3 能够辨别形状；V3a 区能够为伴随着辨认过程的动作提供准备。人对世界的认识并不是事先形成的，而是在生命最初的几个月通过对现实的学习而获得的。他第一个认识的物体就是母亲的脸。如果我们把小猫养在黑暗里，它就不会感知颜色；如果小猫不能在空间中移动，它就不会学习周围环境的几何排布。

视皮层上的每一个神经元都最终连接到从眼睛发出的神经纤维。视网膜不仅仅是单层的感受细胞。这些感受细胞表面的末端有一种光敏色素，也就是**视紫红质**。视锥细胞集中于视网膜黄斑的中央凹，对强光和颜色很敏感；其他的感受细胞（视杆细胞）在它们的外围，对光线敏感。视网膜收集的信息通过神经节细胞层传递出去，这些神经节细胞的轴索组成了视神经纤维。细节就不跟你说了。

好，不过已经非常复杂了。那我们是如何最终产生视觉感知的呢？

视觉信息通过后枕叶皮层离开视觉感受区有两个重要的通道，一个是背部通道，另一个是腹部通道。背部通道投射在后顶叶皮层，后顶叶皮层和前额叶皮层一起控制运动，尤其是双手的运动。腹部通道投射到颞叶内侧，并通过额叶内侧与组织言语活动的前额叶皮层联系。这两个通道反映了高级通道产生视觉的复杂程度。所以说，看见就是行动。这也是触摸在认识物体和艺术技法中非常重要的原因。还有另外一个通道，能够通过梳理混乱的原始数据赋予对象意义，

从而最终为被看见的事物命名。

我不知道能不能记下来这么多！要不，你跟我说说记忆？

13. 记　忆

　　记忆在大脑运转的过程中无处不在。正是这个能力，让大脑这个器官能够保留过去的痕迹，并且能够参照这些痕迹。我们所说的痕迹是一些回忆以及伴随它们的各种感情。记忆可以用于学习或做准备。记忆是生命真正的线索，不过，没有遗忘也就没有记忆可言。

　　大脑是一种不断变化的生命形式，最初的变化发生在发育的过程中，人成年后，大脑还会经历重组和修复。诚然，大脑的整体结构大体上保持不变，但这个结构从来都不是完善的。神经元、细胞突起、突触之间有十分丰富的连接方式，这些连接方式还会随着参与不同活动的不同网络而发生变化。从突触到神经元或从神经元到突触之间有各种各样的连接方式，它们十分灵活，跟机器中固定的部件不同。信息在这些多样的整体中流通，没有固定的形态，但它们并不是随意的，而是被有序地组织起来：可以说是有意义的混乱状态。

为了学好一课的内容，我要重复念好几遍才行。记住一首诗也是一个道理。

大体上说，记忆是由记忆获取的**巩固过程**和**回想过程**组成的，这个回想过程的基础是一系列神经元集合（神经网络或回路）的形成，这些神经元通常与重复和联合刺激有关：学习，就是重复；记住，就是留下痕迹。如果说记忆存在于大脑，那么，那些来自身体的、在记忆的形成过程中反复回荡的感情与情绪也是在大脑里表达的。根据刺激条件的不同，痕迹会存在较长或较短的时间，最终可能会消失。它的三个属性——**固定**、由新刺激引起的**回想**和**遗忘**——是所有记忆系统的属性。

还是没告诉我记忆是什么！

请有点耐心！在哲学家提出纯粹的思辨理论之后，神经学家试图解开记忆的奥秘。他们利用了记忆紊乱（健忘症）的临床数据，将记忆紊乱与大脑中的脑部损伤进行对照，而这些脑部损伤都是通过尸检和近期使用的脑成像技术（IRM）才观察到的。

人类像动物一样在出生的时候就有记忆吗？这种记忆是物种特有的吗？

当然，但情况相反。动物在出生的时候其组成部分已基本完整；而人，像康德所说，要通过必不可少的学习进行第二次出生，在特定的阶段（关键时期）学会说、看、听。人在子宫外的生活初期取得的经验，加上他在产前发育阶段受母亲和"他人"的影响而取得的经验，在这些经验的辅助下，教育才成了学习的主导因素。与物种的集体记忆相反，人类的记忆是个体的。正是人类独有的语言能力成了学习的主要驱动力。

我们提到记忆这个词，往往是用单数。这难道不是错的吗？

确实错了。并不存在一个记忆，而是许多记忆，这些记忆根据内容和持续时间储存在不同的分区：首先是永久记忆，永久记忆也是根据其内容分出来的。我们发现有一个可以通过意识调动的记忆分区，它能够被语言转述或者描述，我们称之为**陈述性记忆**。相反，永久记忆中有一些内容只能通过自动或无意识的方式调动，这些记忆都是**程序性记忆**，它们能够让人通过学习掌握某些行为，譬如骑自行车、走路、开车等等。陈述性记忆也分几种：有**语义记忆**，它记住**词语**和**事物**的含义，像一本便携的词典；有**情境记忆**，它包含着我们所说的回忆，这些回忆因为伴随着令人难忘的感情所以刻在记忆中，譬如双子塔轰然倒塌或是你的初吻。还有一些更加特别的记忆，例如所谓的**空间记忆**，它能记住那些我们刻意寻找的地点的周边环境或地图，探险家和出租车司机就有这些记忆。最后还有一种**工作记忆**或叫做**过渡记忆**，它能够在短时间内记住连贯的动作，可以在瞬时或者长时间内记住动作的串联方式。这种记忆会随着任务的展开逐渐消退。它的特点就是持续时间有限。

那我们如何进入这些回忆呢？

回想现象使我们能够找回储存在永久记忆中的信息。回想是一种主动和自发的方式，有些时候回想需要付出许多努力。**识别**通常情况下是一种被动的机制。想起一个词就能激活这个词所处的场域，或者能够促进识别和回想。总的来说，永久记忆通常需要关联来操作，关联是记忆过程的最主要原理。

14. 健忘症

我经常听到有人抱怨丧失了记忆。那么，忘记一个人的名字就是健忘症的表现咯？

不是！一般来说，这种疾病是轻微的，有的时候与年纪有关。研究记忆的杰出专家丹尼尔·夏克特提到了他认为的七宗罪。它们分别是**易变**、**分心**、**阻断**、**轻视**、**暗示**、**偏见**、**固执**。前三宗罪是因为遗漏或忘记了应该回想起来的记忆；后四宗罪具有明确的行为。记忆可以保存，但保存的记忆可能是不正确或没有经过核实的。健忘症更加严重，它是一种真正意义上的疾病，病因是大脑的某些区域（海马体在这些区域里发挥重要作用）遭受了损伤。我们用首字母缩写代指一些健忘症的患者，譬如世界闻名的 HM（亨利·莫莱森），他的记忆——由于一次对内侧中央颞叶的外科手术——不再能够固定回忆，于是，他成了一个没有回忆的顺行性遗忘症患者。另一种记忆缺失的特征是会忘记之前发生的事情。这种逆行性遗忘症会逐步发展，逐渐影响到最遥远的记忆，直到主体身份完全丧失。

你忘记跟我说遗忘啦！

实际上，遗忘在记忆中起到了至关重要的作用。记忆和遗忘的神经机理经常被简化为一种记忆现象，突触结构的电变化引发了这种现象。即便如此，我们对它们的神经机理的了解非常有限。

以下的一些实验能让我们对大脑这个黑箱有些新的认识。这些实验就是用光纤将光引入大脑，使特定的神经元暴露在光源之下从而被激活。为了达到这个目的，需要通过基因修饰技术让这些目标神经元变得对光敏感。实验中的大部分数据都涉及海马体，它是大脑中参与联想记忆的区域。对小老鼠的各种实验让我们弄清楚了，在这个聪明的啮齿动物的脑子里，回忆如何被刻在永久的轨道上，又如何被回想或被抹去。麻省理工学院利根川进教授的团队把基因修饰过的小老鼠放在一个没有任何危险的笼子里，实验的新意在于，用光反复照射老鼠，给它们留下了愉快的记忆。随后，这些老鼠被放进带电板的箱子里并受到微弱电流的刺激，它们再次暴露在光束下的时候，光束便激活了它们前一天的愉快记忆。最后，这些老鼠被放回到第一个没有危险的笼子里，在对它们用相同的光信号进行照射的时候，老鼠表现出惊吓的反应，就好像它们的细胞记得曾经在这个盒子里受到过电击：这个错误的、人工创造的记忆能够持续数月之久。利根川进教授团队的其他实验研究的是记忆的抑制与消除。我们有理由相信，这些数据也可以转移到人的身上，并能促进对精神和神经疾病的治疗（譬如癫痫和精神病）。但记忆盒子是不是潘多拉之盒呢？此外，海马体也像飞机上的黑匣子。这些有意识或无意识获取的数据形成了对一段漫长过程的记录，这个漫长过程可以是动物的一生，也可以是人的一生。还有一个悬而未决的问题：不论是减轻精神上的不适，还是把一个人变成恐怖分子，我们究竟可以在多大程度上干预个体的大脑从而操控大脑的记忆？

15. 精神，你在吗？

　　什么是意识，什么是精神？大脑如何控制我们的行为和我们对世界的再现？我们之前所说的各种机能的组织者，今天成了**认知科学**的研究领域。认知科学提出精神的归化，也就是把精神从形而上学剥离出来，从而还原精神的自然状态。

　　在《一个孤独漫步者的遐想》中，让-雅克·卢梭这样写道："走路的时候，我不能思索；我停下脚步的时候，旋即又不能思考了，因为我的大脑只能和双脚一并行走。"这段话让攻讦卢梭的人说他"蠢得像他的脚一样"。

　　双脚依靠身体肌肉的工作来支撑人站立，而身体肌肉受控于大脑，是不是？

这些肌肉受到运动神经和感觉神经的支配，运动神经和感觉神经形成反射弧，也就是神经元末端的突触连接；运动神经和感觉神经在每一节椎骨都和其他神经一起组成神经网络，这两种神经与上行传导通路和下行传导通路连接，后两种通路会进出大脑皮层的感觉区和运动区。走路可以帮助思考，是因为走路能够通过有节奏的运动带动思考的引擎，就像火车头的传动杆一样。

老爹，你已经启动啦。不过注意，你最终会偏离轨道。你的思考在我看来像是一种力学。你对意识都做了什么？

实际上，走路通常是一种无意识的活动，只有在选路的时候才会变成有意识的活动。一个活动不是有意识的，并不意味着这个活动是自动的。意识的出现只是间歇性的；从这个词的本义来说，意识是一种

"显现"，因而是一种表象。如果从这个结论出发，我们很容易推导出"意识是一种幻觉"，有些人想也不想就迈出了这一步。他们认为，走路是自动的，就好像它解放了思想，让思想能够沿着脚下的路一直走下去。我们最近发现，大脑在完成指令的时候，一些区域在意识到达的几百分之一秒前就被激活了。结论似乎应当是，我们并不是在推理的过程中做出了决定，而是在连续的脑活动流中对周围环境的种种迹象做出了回应，这种回应的方式是自动的。

我准备好听你说走路对我们的神经元有好处了，可我还是不知道思考意味着什么。

让我跟你说一个发生在你曾曾祖父身上的故事，是从我的父亲那里听到的。在第一次世界大战的时候，他在摩洛哥买了一只鹦鹉。卖鹦鹉的人向他保证鹦鹉肯定能说话。几个星期之后，不论我的祖父怎么逗它说话，这只鹦鹉还是一言不发。于是，他决定把鹦鹉退给鸟贩子，指责他骗了自己。鸟贩子很生气，不过他的说辞很是漂亮："它是没说话，不过它在思考啊！"我的祖父找不到任何反驳的话，带着鹦鹉离开了，后来这只鹦鹉被他带回了法国。十几年后，鹦鹉死于神经衰弱，一辈子都没冒过一句话。鹦鹉死后不久，我的祖父也去世了。用他的话说，他的最佳搭档用沉默的思考让他在妻子的喋喋不休中得到片刻放松，他认为妻子活了一辈子都没有过一个思想。祖父的话有不妥之处，不过他的话告诉我们，说话对思考来说不是必不可少的，并且，话语并不总能反应说话者的思想。"凡是不可说的，应当保持沉默！"我的奶奶没有读过20世纪伟大的思想家路德维希·维特根斯坦，而维特根斯坦正是这句名言的主人。我的奶奶一直说啊说啊，可是却没说出来什么东西。她只是简单地表达自己需要别人、需要倾听、需要关注。除了从别人那里得到同情，别人的言语和回答几乎不会影响她。这个维特根斯坦还说过，即使狮子能说话，我们也不会理解狮子。我倒是认为，如果狮子有语言天赋，我们倒是可以理解它们，但它们跟我们没什么好说的。狮子不会跟我们说它们对自己的命运和处境是否满意，也不会跟我们探讨它们的"心境"。

我认识曾曾祖母，我可不觉得她跟故事里一样傻。况且，这个故事也没告诉我思想是什么，更没告诉我思想跟意识一样是一种幻觉。

16. 言　语

　　我不想把你拉到哲学的对谈中。不过我觉得有必要跟你说明，思想和心理活动可以和只在某些时刻出现的意识相脱离。正是在这里，言语从我们的意识中捕捉到一些词语，仿佛"我"在对我的意识说话一样。

　　那就是独立思考了！

　　是的，它是一种内心的语言，或者说是**词语思维**。它的工作原理是根据一系列的逻辑命题排列符号。这个活动最常发生在大脑的左半球——你可以在图 5 看到。让我们重新回到之前告诉你的大脑区位。左脑下额叶区域也就是罗卡式区，这个区域受损的病人无法通过词语表达自己的思想。我们把这种病叫做

表达性失语症。一些患者，尤其是病情最重的患者，他们仅仅掌握几个单词，甚至在回答别人的问题的时候只能发出几个音节。这个情况表明，他们能够理解问题（向他们提出的问题都是用常见的单词组成的简单句），但他们缺少从音节组装成单词、从单词组装成句子的过程。还有一种**感觉性失语症**是由左侧颞叶上部受损引起的。这个区域叫做维尔尼克区，它的名字来自德国神经学家卡尔·维尔尼克。感觉性失语症的患者很难理解语言的声音，也不能回答别人向他们提出的问题。然而，他们说话很流畅，内容丰富，但经常出错（出现字母或音节倒置的情况），甚至形成一种令人费解的特殊语言。更令人惊讶的是，这些失语症主要针对口头语言，书面语言（阅读和写作）往往不受影响。我们终于知道了，右侧大脑对应的皮层区域受损通常不会导致言语障碍。再后来，我们发现存在一个联系着两个言语分区的神经纤维束（弧形束），如果它受到损伤，就会引发第三种失语症，叫做**传导性失语症**，患者可以说出并理解单词，但是不能把词语联系起来。

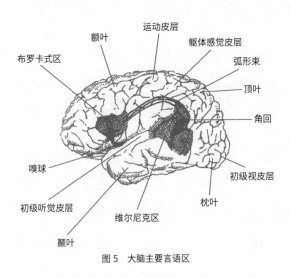

图 5　大脑主要言语区

　　再回到精神的问题。我总是很难理解人类是如何从复杂的运转机制转向精神——从物质过渡到非物质。

17. 思想与行动

　　我得跟你说，在跟你一起探索形而上学的幽暗森林——也就是但丁说的"黑暗的森林"（la selva oscura）——之前，我并不是很放心。我可没有哲学的学位，生怕自己会落入简单化的陷阱。

　　你首先要知道，言语并不是思想的唯一载体。失语症患者的思维没有表现出整体紊乱的症状。他们的语言思维受损，但逻辑思维、空间思维依然是完好的。我们可以否认前语言阶段的孩子有思维训练吗？你曾曾祖父的鹦鹉有思维训练吗？在我看来，在精神的内容和大脑的内容物中间，或者说在心理现象和实现心理现象的物理-化学结构中间，并不存在第三种东西，也就是说，不存在精神的非物质载体。所以，问题的本质在于：有意识的主体经历（**感质**）是如何通过神经网络被创造出来的？

所以说，你不相信存在幽灵咯？

我们能谈谈**心理状态**吗？心理状态是对现实的纯粹表现，它不仅有意义，也能反映**大脑状态**。大脑状态能够为心理状态提供必要的神经机制，从而产生行为。心理状态是纯粹的表象。真正重要的难道不是现实，也就是大脑状态吗？

18. 心理表象

　　你脑海中浮现的是**心理表象**，这些图像通常来自于记忆。首先，图像是对真实的再现，但是主体看到的事物需要在脑袋里构建出来，可能是主体本身有意识或无意识地把注意力集中在应当看见的东西上面。大脑中可能存在至少两种不同的注意力系统。第一种被称为**后注意力系统**，它包括顶叶皮层后部，这个区域负责对目标的探测和侦测，工作的方法类似于在寻找一个物体或一个地点时用探照灯搜索空间。第二个系统叫做**前注意力系统**，它位于两个大脑半球的内侧，紧挨着语言区前部，负责对目标的识别。

　　有一个例子发生在我们去年徒步期间。从我房间的窗户能看到比利牛斯山脉；我试着辨认出维涅马尔峰，也就是比利牛斯山脉在法国段的最高峰。它的雄伟，还有覆盖着白雪的双峰周围环绕着海拔更低的群山，让我一眼认出了它。心理表象被刻在了我的大脑中。当我调动这个图像的时候，脑成像显示调动图像所激活的大脑区域正是我看见这个场景时所激活的区域。回想维涅马尔峰的风景，仿佛我真正地看到了它。不过，我却无法辨认出所有簇拥着维涅马尔峰的群山。我对真实图像主动开展的活动不能够运用于心理表象。

还有一个非常简单的实验。想想看美国国旗上面有几颗星星；这时候，你的脑中迅速浮现出美国国旗的心理表象，但你却无法回答这个问题。心理表象同样动用了我们在感知现实时用到的解剖结构，可它对现实的还原却较为薄弱，根据获取回忆时的牢固程度不同，这些固定或是运动的图像不得不借助于视觉系统。相同的现象也会发生在梦里，视觉系统在梦中被激活，就好像做梦的人确实经历了梦中既是观众又是演员的场景。在一些精神病患者身上我们观察到了一些完全脱离现实的图像。这些病人否认自己感知到现实的内在根源。这些"幻觉"不仅是视觉图像，还有一些是听觉的，以声音的形式出现。他们所认为的威胁不是来自他们的想象，而是来自他们认为是魔鬼或是间谍的声音。这种现象是一种精神病，通常是精神分裂或慢性幻觉性精神病。

如果我理解正确的话，思想作用于像照片一样的图像，这些图像是立体现实的平面还原。然而，当我想起一个物体、一片风景或是一个人的时候，我的心理表象——你是这样叫它们的——好似我们可以在空间中操纵的物体。

你"看"得不错！许多实验表明，出现物体的心理空间是不同大脑状态对应的物理-化学活动形成的（动作电位、神经递质的释放）。经典的心理旋转实验证明了这一点。想象一个三维的物体。在它的旁边放着一个样子非常像、但是角度不同的物体。我们要尝试比较这两个物体并回答："这两个物体一样还是不一样?"根据物体摆放角度的不同，回答问题所需要的时间长短也不同：旋转角度越大，所需时间越长。对这个现象的解释是，实验者必须在心里对第二个物体进行旋转，直到它和第一个物体拥有相同的角度，才能够比较这两个物体是否一样。旋转的过程类似我们用手旋转一个真实的物体：这个过程也需要一定时间，因为需要考虑物体的外形和硬度。在图6中，你能看到检测心理成像能力的物体。

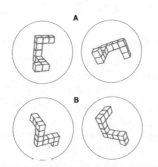

图6　用于检测心理成像的虚拟三维物体

对相应大脑区域受损的患者进行观察，可以理解心理成像的现象。一些患者——通常是右脑受损（顶叶的区域）——很难将注意力集中在他们视觉空间的左半部分。这种现象被称为半侧空间忽略，它并不是视觉缺陷。这些患者能够看见左边的物体，但不能把注意力集中在上面。如果我们让他们画一朵花，他们也会忽略花的左边。在一个著名的实验里，患者幻想自己面对着米兰大教堂，却只能还原出教堂的右边。然而，这个现象并不意味着患者已经遗忘了左边：实际上，如果我们要他转过身并画出教堂的样子，此时的他只能看到此时的右手边，也就是他之前面对教堂时被忽略的左边。这个结果表明，心理表象受到大脑某些区域功能的限制；这些表象不是对现实的抽象还原，因为在形成表象的过程中，物体的形状和面积是由激活的大脑区域所决定的。在我们刚刚说到的这个病例中，空间的表象因大脑受损而被截断，导致患者在再现这一空间时缺失了空间的左半部分。如果枕叶和颞叶之间的区域受损，即便患者可以在心里再现物体，也无法通过视觉识别物体。这是一种视觉失认症。导致空间思维紊乱的受损区域主要在右脑。这个区域受损的病人通常表现出时间和空间上的混乱，无法理解地图或平面图，难以通过其他物体确定某个物体的位置。

　　所有这些观察到的现象都证明了，存在两种思维方式，即语言思维方式和图形思维方式。这意味着思维并不仅仅局限于语言。对还没开始说话的孩子或者猴子进行的一项试验也可以证实这一点。如果我们把一只猴子摆在电脑屏幕前，让它完成一个任务从而获得一份回报，猴子的认知能力和处理抽象事物的能力会让我们惊讶。我们尤其注意到，它能掌握工作记忆，这种工作记忆会调动它的额叶皮层，让它规划自己的行动；它会想到，如果它能够再次按顺序做出一系列动作，就能够再次得到回报。

19. 二分心智的大脑

有人说我们有两个大脑，分别是左脑和右脑。它们真的是分开的吗？

不是！左脑和右脑通过胼胝体连接在一起，胼胝体就像是二者之间的桥梁。我之前跟你说过，右脑的损伤不会导致左脑相同的心理机能的紊乱。1960年，一些病人的胼胝体在外科手术中被切断，也就是连接左右脑的神经被切断了，通过进一步观察这些病人，我们弄清了两个大脑半球的功能。当时的神经外科医生给那些抗拒其他治疗手段的癫痫病人做这种切断胼胝体的手术。他们认为，断开左右脑的连接能够阻止癫痫症状扩展到整个大脑，从而可以降低癫痫发作的严重程度。这个手术在缓解病人的病情之外，还给我们创造了一个全新的条件：我们能够分别观察到两个大脑半球各自的活动，这在正常人身上是难以想象的，因为一个信息在正常人身上只需要几毫秒的时间就可以从一个半球传递到另一个半球。如果切除了胼胝体，那么神经通路就能让一个刺激进入大脑的一个半球，再从这个半球离开，通向效应器官，也就是说，能够让一个刺激只作用于一个大脑半球，并记录下刺激的反应：视野一侧的刺激会到达对侧大脑的视皮层，与此同时，一侧大脑半球的运动皮层控制着对侧手指的活动。

裂脑患者提供了丰富的数据，这些数据表明，尽管左右脑在正常状况下存在非常丰富的联系，往往彼此协作，只在极少数情况下单独工作，左右脑仍然具备不同的功能。这些研究首先证明了左脑在言语活动方面存在优势，也证明了一直被认为沉默的右脑在空间表现以及虚拟空间里的动作组织当中发挥着作用，右脑还与情绪的表达、言语的韵律有关。在关于左右脑分工的讨论中，左脑负责说话和计算，使用符号模式按照顺序处理信息，对右脑具有某种支配性，右脑是综合的、直觉的、诗意的、空间的，总体来说代表着无实体的、纯粹状态下的精神。不过，针对左右脑分工的许多说法都过于简单化了。

你能再告诉我一些额叶的作用吗？它好像参与了构成人类的所有机能。

20. 额 叶

　　人类额叶皮层的面积占到大脑皮层的三分之一以上，正是额叶让猴子变成了人。然而，如果我们只停留在外部现象的话，额叶的功能似乎很少，不过是让人成为能够关心他的义务和任务的完整的人。著名的菲尼斯·盖奇病例给了我们启发。这个病例的主人公是一位在美国从事铁路建设的工头：他是一位受到工人和老板尊重的模范工人。在一次爆炸事故中，铁夯从他的额头穿过大脑，摧毁了他的大部分额叶皮层。然而他没有陷入昏迷，从地上爬起来的他变成了另外一个人。不是说他变得残疾，或者他的智力和言语受到影响，而是他的性格变了：酗酒、怠工、情绪不稳定、爱吹牛、暴露癖（他在咖啡馆乞讨之前还向大家展示了自己脑袋里的铁夯）、无法组织工作、对社会等级没有丝毫尊重。他的一生也在悲惨中画上了句号。

今天的神经学家发现额叶远非一团未分化的区域，它的不同区域对应着涉及智力和抽象思维的具体功能：短时记忆、情感价值、接受新事物、规划、做决定、抑制行为。打一个简单的比方，额叶既是行为的拍卖估价人，也是行为的警长。

能举几个例子吗？

我讲几个前额皮层损伤的病例，损伤的大小不同，涉的脑半球也不同。有一个患者无法按照合理的顺序购物，因为他忘记了购物的步骤。另一个患者不能做决定，也不能做选择。有一些测试证明了工作记忆的机制，工作记忆就是一种心智模型的储存，这种心智模型使我们会为了实现一个目标而完成所有必不可少的中间步骤。神经影像学对此做出了重要的贡献，它使我们能够明确知道，是哪部分神经网络在认知任务所需的工作记忆或推理过程中被激活了。就推理而言，我们发现，人在解决问题时，如果依循的逻辑不同，被激活的神经网络也会不同。比如，通过两个逻辑命题之间的关系进行推理和通过三段论进行推理会激活不同的神经网络。

额叶皮层在行为的情感色彩中也发挥了重要作用。然而，20世纪的30年代到50年代间，神经外科医生错误地认为，对那些他们认为无法治愈的患有精神分裂、抑郁性精神病或强迫症的病人，应当通过外科手术干预前额皮层（额叶最前端），也就是进行脑白质切除术（摘除脑白质）。这种方案不仅野蛮而且毫无根据，幸好我们后来掌握了更好的定位技术，可以从功能的角度确定和检测出损伤的部位。

我曾经看过一部和这个有关的电影，《飞越疯人院》，被吓得不轻。

幸运的是，情况已经改变，多亏了新方案的出现，比如对大脑特定区域进行的电刺激、深入的电磁刺激、对损伤区域的谨慎的解剖、新型药物，等等。在精神病学的研究领域里出现了许多新的可能，但争论仍未停止。

　　你曾经告诉我，别人的大脑才重要。

　　这就触及了人类物种的关键特征：人离不开人。他住在别人的心里，心里也住着别人。相互接纳的天赋只属于人类。实际上，他不是住在别人的心里，而是大脑里。这个器官表达着对他人强烈的需求，这种需求对个体生命而言就像氧气一样重要。人与人之间的同情——相比共情（empathie）这个词，我更喜欢同情（compassion）——占据着生命中一次又一次的相遇。同情就是体会他者的痛苦或享受别人的快乐，换句话说，就是用自身去体会别人的激情。这种机能促使我们自身既受到他人的实际影响，也受到他人的情感影响。

其他动物应该也会表现出同情吧？

你说得对。猴子等哺乳动物、鸟类身上也存在同情，但同情对它们来说不重要。对人类而言，同情有时会让位于反向的激情，也就是仇恨。人是最具备个体特征的动物——没有一个人跟另一个人完全相像，却也是最具社交性的动物。

那么，社交性的人类大脑有什么特征呢？

我要把模仿放在第一位。在模仿的传染性面前，社会根源的影响非常微弱。模仿通常被认为一种自由，但其实它又只是对周遭（时尚、游行、骚乱）的服从。这其中便存在一个矛盾：个性化（人类的明确特征）伴随着一种普遍存在的模仿，这种模仿能够把人聚成群，赋予群体活力，并把不断产生的、保证群体长久存在的相似性强加在这个群体之上。每个主体在相互作用和传播的过程中都是他人的模型，只有在彼此靠近时，这种相互作用和传播才会停下来。在这个意义上，社会群体的定义应当是一群相互模仿的人，或是没有发生模仿行为但彼此相似的人，他们都是同一模型的先前的复制品。

这让我想起了 2015 年 1 月大街上冒出了几百万个"查理"[1]。

模仿位于生物序列的开端。有证据表明，在鸟类和灵长类动物身上，特别是类人猿身上，存在真正的

1　指 2015 年 1 月法国《查理周刊》总部发生的枪击案，事发之后法国民众上街游行，手举写有"我是查理"（Je suis Charlie）的牌子。——译者注

模仿行为。然而，无论在鉴别还是模仿领域，作为人的灵长类动物和非人的灵长类动物之间存在着巨大的差异。美国心理学家迈克尔·托马塞洛认为，非人的灵长类动物缺少将自己等同于同类生物的能力。在它们身上，这种能力变成了一种相互的模仿。凯洛格夫妇的实验说明了幼儿与黑猩猩之间的区别，他们尝试同时扶养他们的儿子唐纳德和一只叫做古亚（Gua）的黑猩猩。夫妻两人都是优秀的社会学习理论家，他们希望通过接触新的自然环境能够发现黑猩猩身上尚未开发的机能。遗憾的是，实验结果不仅让人失望，也十分危险：几个月后，古亚在模仿唐纳德方面没什么进展，而唐纳德的行为更像是一只小黑猩猩。

你可是对镜子扮鬼脸比赛的冠军，应该跟我说说著名的"镜像神经元"吧。

我正要说呢！小孩要成为"人"，需要经历一个真正的启蒙阶段：从模仿他人到模仿自己，再到自我意识。简单来说：12 个月以下的孩子看到镜中的倒影时会认为自己看到了别人，他会绕着镜子寻找他看到的镜子里的东西，他把母亲和自己都当成别人。这个关键阶段过去之后，大约 2 岁的时候，所有的孩子终于能用手指认自己脸上的标记（那个标记是我们画在他们脸上的）。再之后，孩子开始使用"我"。只有一只黑猩猩完成了指认标记的考验。

贾科莫·里佐拉蒂把微电极连接在负责编码手部（用拇指和食指抓一块食物）或嘴唇运动的**前运动区**，从而研究猴子大脑中个别神经元的活动。令人惊叹的是，当猴子看到实验者做出自己也做过的动作时，猴子大脑中被激活的神经元和猴子自己做动作时被激活的神经元一模一样。换言之，这些神经元之所以被叫做镜像神经元，是因为他们既是运动神经元（传达执行指令）也是感觉神经元（分析视觉信息）。

吉恩·戴西迪和同事们开展了一系列实验，通过神经成像技术确定了几个会对他人的动作作出回应的大脑区域，也就是当他人做出动作时会被激活的大脑区域。这就涉及我们如何解释人类之间相互理解的方式。要解释它，就要提到模拟理论。我们之所以能够理解他人，是因为我们能够在心里模拟出对方的心理状态，并且把自己置于对方的位置。简单来说，我理解你是因为我假装成你，是因为我使用相同的神经系统去认识你。在这么做的过程当中，仍然存在许多亟待解决的问题。如何知道是他人实施行动，而不是我自己？这是一个关于**施为性**的问题，源于自身身体的信号可以帮我们判断这个问题。

咱们到此为止吧！关于大脑以及大脑的白质、灰质——总之是物质，还有那么多需要了解的东西。

康斯坦，我发现你挺认真的，除非你只是想偷懒。我只是希望，我告诉你的这些知识碎片能够让你不由自主地想要打开这个一直玩弄我们的、藏在人类一升半的颅腔里的黑匣子。